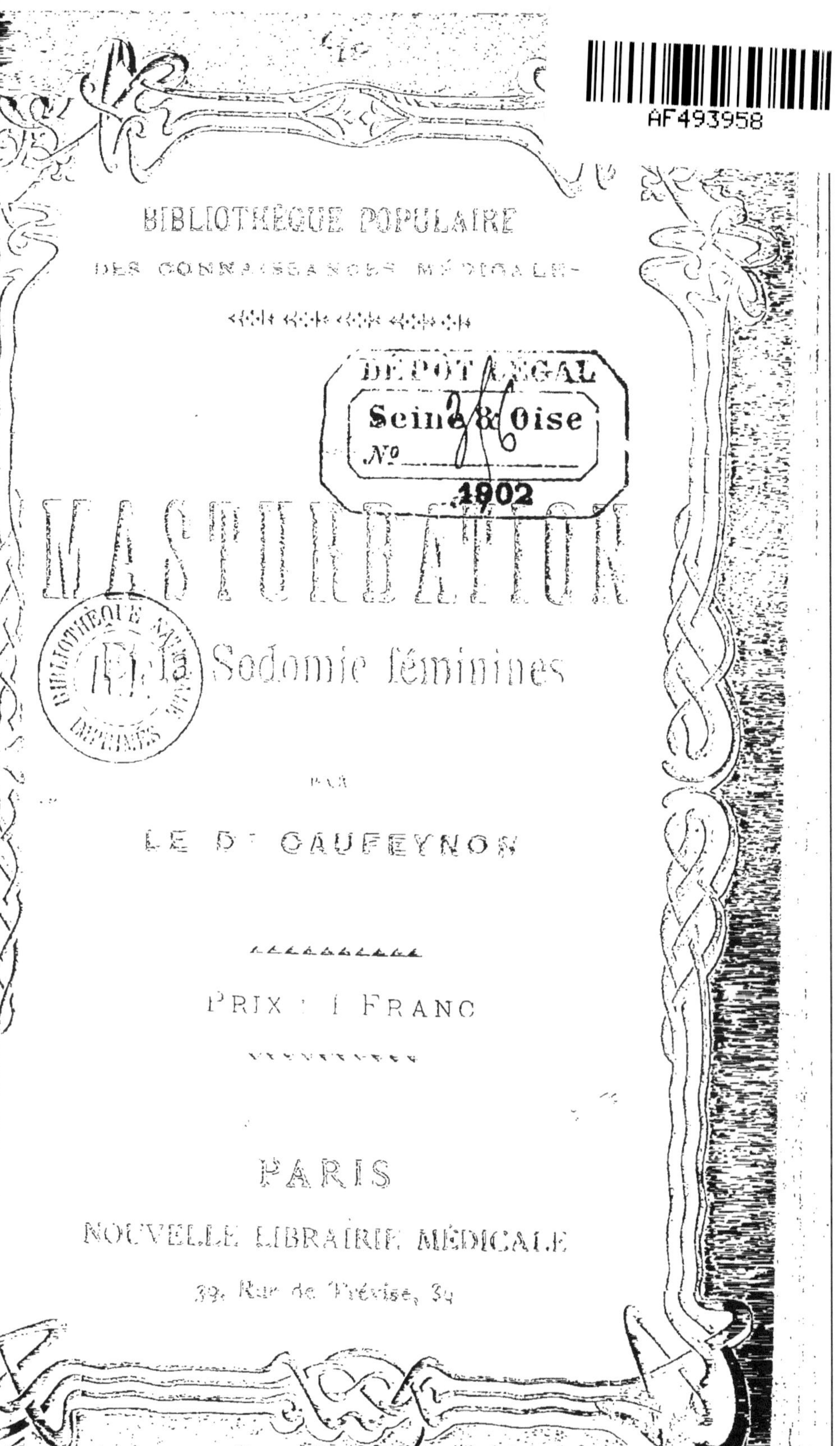



BIBLIOTHÈQUE POPULAIRE
DES CONNAISSANCES MÉDICALES



# MASTURBATION
## et Sodomie féminines

PAR

LE Dr CAUFEYNON

PRIX : 1 FRANC



PARIS
NOUVELLE LIBRAIRIE MÉDICALE
39, Rue de Trévise, 39

# LA MASTURBATION

ET

# LA SODOMIE FÉMININES

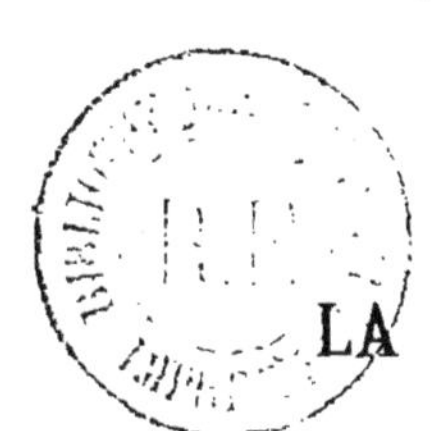

*La Collection comprend :*

1. La Blennorrhagie.
2. La Syphilis.
3. L'Onanisme chez l'Homme.
4. La Masturbation chez la Femme.
5. La Pédérastie.
6. L'Amour et l'Accouplement
7. La Procréation.
8. La Menstruation.
9. Impuissance et Stérilité.
10. L'Hermaphrodisme.
11. La Perversion sexuelle.
12. La Virginité.
13. L'Hystérie.
14. L'Hypnotisme.
15. La Folie érotique.
16. La Prostitution.
17. Hygiène et Régénération.
18. L'Avortement.
19. Les Morphinomanes. — Les Fumeurs d'opium.
20. Le Mariage et son Hygiène.

Docteur CAUFEYNON

# LA MASTURBATION

ET

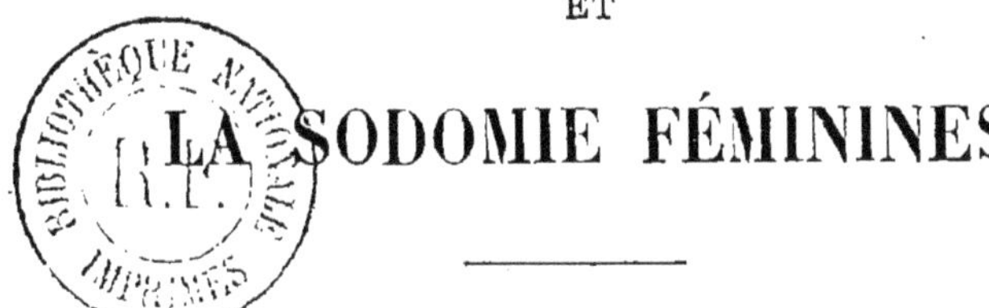


# LA SODOMIE FÉMININES

**Clitorisme — Saphisme — Tribadisme**
**Déformation des Organes**

PARIS
NOUVELLE LIBRAIRIE MÉDICALE
39, RUE DE TRÉVISE, 39

# I

# DE LA MASTURBATION FÉMININE

## DÉFINITION

**Les foyers voluptueux dans la femme. — Instruments d'excitation. — Les boules japonaises.**

# I

# DE LA MASTURBATION FÉMININE

---

## DÉFINITION

Les foyers voluptueux dans la femme. — Instruments d'excitation. — Les boules japonaises.

Si nous employons, au sujet de la femme, le terme de Masturbation, de préférence à celui d'onanisme, c'est parce que nous trouvons que la définition qu'on a fait de ce dernier est mauvaise et inexacte : « — L'onanisme est une habitude funeste suivie d'une évacuation contre nature de la liqueur spermatique, provoquée par des attouchements, ou par l'effet d'une imagination ardente. » Ceci ne peut s'appliquer à la femme qui n'a point de liqueur spermatique. Donc nous préférons le mot Masturbation qui vient de *manu stuprare* (main, souillure), ou excitation des organes génitaux avec la main, quoique à vrai dire il ne comporte pas toute les pratiques que nous allons définir ; tel que l'acte contre nature fait à l'aide d'un organe vivant (langue, bouche) ou d'un instrument quelconque dans le but de provoquer le spasme vénérien.

L'imagination surexcitée par des besoins réels ou factices s'élance dans des rêves sans fin, qui poursuivent toujours le même objet, c'est-à-dire un assouvissement du sens génital en dehors du congrès sexuel, avec toutes les variétés et tous les raffinements de sensation qu'on puisse maîtriser à loisir, calculer, suspendre, renouveler, retarder et prolonger de façon à faire parcourir à la jouissance toutes ses gammes et à rendre son dernier paroxysme plus vif dans l'organe lui-même, plus profond et plus pénétrant par ses variations sur toute la machine nerveuse. La réalisation de ces rêves ne se traduit en définitive que par quelques inventions lubriques.

Evidemment la main est l'organe par excellence des habitudes solitaires ; mais la main ne suffit pas, la langue et les lèvres ont de tous temps pris une large part aux plaisirs de l'amour contre nature.

Ce mode de Masturbation ne peut se pratiquer qu'en commun, soit entre individus de sexes différents, il est loin d'être rare ; la femme joue presque toujours le rôle actif par goût ou par métier. L'homme aussi la récompense de ses complaisances en se prêtant au même jeu à son égard. Il y a des femmes qui ne peuvent arriver au paroxysme de la jouissance que de cette façon.

La Masturbation buccale est rare entre les

hommes. Entre les femmes, au contraire, elle a toujours été en honneur. Chez les Grecs, Sapho qui était possédée de cette passion, fit école ; ce sont ses adeptes que l'on nomme *tribades*. Quant au *clitoritisme* infiniment plus rare que les autres pratiques, il consiste dans une sorte de coït imparfait qu'accomplissent sur d'autres personnes de leur sexe quelques femmes douées d'un clitoris très développé et simulant un pénis.

La dépravation du sens génital ne s'est pas contentée de la main, des lèvres ou de la langue pour arriver à ses fins. Elle a créé des instruments qui reproduisent d'une manière plus ou moins parfaite l'organe copulateur du sexe opposé. Le pénis en érection était le plus facile à reproduire, les Grecs et les Romains le nommaient phallus. Ils en fabriquaient de toutes dimensions et avec toute espèce de matière. Les femmes s'en servaient comme de bijoux et il entrait dans les ornements de l'architecture.

Les Chinois ne sont pas restés en retard pour la lubricité. Ils y mettent même moins de pudeur.

Les images masculines, dit M. Jeannel, se vendent publiquement, elles sont fabriquées au moyen d'un mélange gommo-résineux d'une certaine souplesse, elles sont coloriées en rose.

Des albums vendus sur la voie publique représentent des femmes nues, faisant usage de ces instruments qui sont attachés à leurs talons.

Il est aussi une pratique fort curieuse usitée chez les voluptueuses Japonaises ; elle consiste en deux boules creuses, d'égale grosseur et composées d'une feuille extrêmement mince de laiton ; l'une est absolument vide, dans l'autre se trouve une boule pleine, moins grosse de quelques millimètres, cette dernière se nomme le mâle. Quand on tient dans sa main les deux boules à côté l'une de l'autre, on éprouve une sorte de frémissement qui dure longtemps et qui se renouvelle au moindre mouvement.

Ce petit frémissement, cette secousse légère, mais longtemps continués, font les délices des Japonaises ; elles introduisent d'abord la boule vide dans le vagin et la mettent en contact avec le col de la matrice, puis elles introduisent l'autre boule. Alors le plus léger mouvement des cuisses , du bassin, ou même la plus légère érection des parties internes de la génération, déterminent une titillation voluptueuse qui se prolonge à volonté !

Chez tous les peuples et dans tous les temps, dans l'antiquité comme dans les temps modernes, l'humanité est toujours la même : hommes et femmes, possédés de la même rage érotique, ne se contentent pas, pour la satisfaire, du fonctionnement régulier des organes sexuels, ils se jettent à corps perdu dans les plaisirs illicites et contre nature. Chose curieuse de voir l'identité des instincts aboutir partout à des pratiques et à des inventions instrumentales identiques, tous les peuples tombent à tous les âges du monde dans les mêmes aberrations sexuelles.

Les pratiques de la Masturbation sont plus variées chez la femme que chez l'homme. Il semble y avoir en elle deux foyers de sensations voluptueuses ; ce sont le foyer clitoridien et le foyer utérin.

Le premier est plus actif, c'est celui qui prend d'ordinaire la plus grande part à la participation et à l'accomplissement de l'acte, réflexe, spasmodique par lequel la jouissance touche à son terme en atteignant son maximum d'intensité. C'est par lui que la plupart des femmes rentrent en éréthisme sensuel, l'intromission du pénis n'est que secondaire. Pour d'autres, au contraire, il est tout ; il faut que le foyer utérin soit touché, secoué fortement, mis en action par le membre viril ou par tout autre objet analogue. C'est là, pour cette catégorie, que s'élabore la sensation progressivement accrue et d'où s'élance l'irradiation terminale.

Le foyer clitoridien ne joue qu'un rôle accessoire, ses titillations, ses excitations avec la verge, la main ou la bouche, sont insuffisantes et n'arrivent pas à procurer le paroxysme. Il faut aller réveiller plus loin les sensations, jusque dans les profondeurs des organes de la génération.

Voilà donc deux modes de Masturbation féminine, la vaginale et la clitoridienne, mais il existe aussi chez la femme un troisième foyer d'innervation sexuelle, c'est le mamelon.

Infiniment moins actif que les deux autres, il possède et acquiert dans les cas très exceptionnels, une telle faculté d'éréthisme voluptueux, que sa titillation peut provoquer dans toute leur plénitude et leur intensité, la sensation du spasme génital, avec l'émission du liquide vulvaire qui l'accompagne. On a vu quelques femmes d'une ardeur extraordinaire se masturber de cette façon, sans négliger pour cela les autres façons naturelles ou artificielles de jouissance sexuelle.

## II

# DE LA MASTURBATION FÉMININE

## FORMES

**Masturbation vaginale, clitoridienne et bestiale**
**Les divers modes de masturbation**
**Observations médicales**

## II

# DE LA MASTURBATION FÉMININE

### FORMES

Masturbation vaginale, clitoridienne et bestiale.— Les divers modes de masturbation. — Observations médicales.

La Masturbation se divise en :

1° Masturbation vaginale.

2° Masturbation clitoridienne.

3° Masturbation clitoridienne bestiale.

La première est presque toujours personnelle et solitaire, elle est moins fréquente que la seconde et consiste en manœuvres faites à l'aide de chandelles, de bougies stéariques, de morceaux de bois, de phallus, de légumes divers et surtout, chez les couturières, d'étuis à aiguilles. Un célèbre chirurgien cite le cas d'une jeune femme qui, en se masturbant avec son étui, eut la mauvaise chance de voir cet instrument s'ouvrir et son contenu pénétrer dans ses organes.

Le Dr Schwartz cite le cas suivant: « Une femme âgée de 25 à 26 ans d'un tempérament vigoureux, se pollua pendant que son mari était de garde. L'instrument dont elle se servit se rompit, les efforts qu'elle fit pour le retirer furent inutiles, bientôt la chaleur et l'humidité du vagin firent dissoudre les ingrédients dont il était composé. L'engorgement du vagin et des grandes lèvres, les douleurs de la matrice, l'ardeur d'urine, ne tardèrent pas à se montrer. L'anxiété, la crainte et la honte du retour du mari, ne firent qu'aggraver les souffrances de la malade, au point qu'elle se décida à faire chercher une sage-femme. Celle-ci embarrassée au premier moment, voulut d'abord m'appeler pour lui donner mes conseils, mais elle conçut ensuite l'idée de prendre une aiguille à tricoter, qu'elle plia à l'une de ses extrémités en forme de crochet, et elle parvint avec bien de la peine à retirer par morceaux le corps étranger. Quelques injections, des lavements, calmèrent les accidents. La jeune femme promit de ne plus récidiver. »

Le Dr Pouillet a fait aussi cette curieuse observation : « — Etant interne à l'Hôtel-Dieu de Lille en 1869, dit-il, j'ai vu une femme de 40 ans environ demander son entrée dans cet établissement. Elle pouvait à peine s'exprimer, et sa figure, en même temps que la souffrance dénotait une imbécillité complète. Je la fis placer dans la salle du Dr Castelain, où elle mourut deux ou trois jours après. Elle m'avait avoué, après bien des détours, que depuis fort longtemps elle s'adonnait à la masturbation vaginale. A l'autopsie, je trouvai une perforation du vagin, cause directe de la péritonite aiguë qui avait emporté la malade, perforation produite, sans nul doute, par l'instrument dont se servait cette femme pour assouvir sa malheureuse passion. »

*La Masturbation clitoridienne* qui est très fréquente est personnelle et étrangère. La première consiste en frottement ou titillation plus ou moins rapides sur le dos du gland clitoridien ou sur le prépuce de cet organe, à l'aide du doigt, ou d'un instrument, jusqu'à production du spasme. Elle se rencontre aussi bien chez la femme que chez la jeune fille.

Dans certains cas ce genre d'excitation se pratique par le frottement des cuisses, soit que la femme reste assise, soit qu'elle se tienne debout. Elle s'accomplit par un mouvement particulier du bassin, par un balancement des hanches, en vertu duquel les cuisses étant posées l'une sur l'autre et fortement croisées, la friction s'exécute par un frottement de la partie interne et supérieure des membres inférieurs. Cette façon de faire est en usage fréquent chez les repasseuses.

La masturbation clitoridienne étrangère est humaine ou bestiale. Tantôt ce sont des vieillards lubriques ou des hommes dépravés qui, pour quelque argent donné à des proxénètes ou aux parents, se livrent a de honteuses manœuvres digitales ou linguales, sur de pauvres fillettes qui n'y comprennent pas grand'chose, mais qui s'en souviendront plus tard.

Tantôt ce sont, comme cela se voit dans les pensionnats de demoiselles, des compagnes coupables qui s'aident mutuellement d'une façon ou d'une autre à ressentir des plaisirs illicites.

Tantôt enfin ce sont des jeunes filles ou des femmes qui, les unes par crainte de la grossesse, les autres ne pouvant éprouver aucune jouissance par les moyens naturels, forcent des amants ou des époux trop complaisants à leur procurer, avec la main ou la langue, le plaisir vénérien pour prix des faveurs qu'elles leur accordent. Quelquefois pourtant, ce sont les maris ou les amants qui se livrent de leur propre mouvement, et pour ainsi dire malgré leur compagne, à toutes sortes de pratiques lascives sur les malheureuses avec lesquelles ils vivent.

En voici un exemple fourni par le Dr Bergeret : « — Femme de 30 ans, mariée à 19 ans; un enfant au début, quoique son mari fraudât, ne voulant pas avoir d'enfant avant un certain âge. Attribuant cette grossesse à ce que la fraude avec rapprochement des organes sexuels n'est pas sûre, il n'a plus voulu user de ce moyen; mais très lubrique de sa nature, il a exercé sur sa femme, avec ses doigts, des manœuvres si fréquentes et si variées, qu'il a fini par déterminer chez elle un éréthisme nerveux excessif et douloureux. Quant à lui, lorsqu'il s'était surexcité par le spectacle de l'orgasme vénérien poussé, chez sa femme, aux dernières limites, il se satisfaisait tout seul, ou exigeait d'elle qu'elle lui rendît cet ignoble service. »

*La Masturbation clitoridienne bestiale* est loin d'être aussi rare qu'on serait tenté de le croire. Les prostituées et les femmes galantes, telles sont celles qui s'y adonnent le plus généralement. Elles offrent leur clitoris et leur vulve aux lèchements répétés à des chiens dressés pour cet usage.

# III

# DE LA MASTURBATION FÉMININE

## CAUSES

Causes physiques, sociales et morales
Causes diverses
Nymphomanie par masturbation
Corps étrangers extraits des organes

## III

# DE LA MASTURBATION FÉMININE

### CAUSES

**Causes physiques, sociales et morales. — Causes diverses. — Nymphomanie par masturbation. — Corps étrangers extraits des organes.**

Les causes qui déterminent la pratique de la masturbation chez la femme peuvent se diviser :

1° Causes physiques.

2° Causes sociales.

3° Causes morales.

4° Causes diverses.

*Les causes physiques* sont le défaut de soin, la malpropreté; le mucus accumulé acquiert une propriété excitante qui occasionne un chatouillement constant sur les organes génitaux; pour le faire cesser l'enfant se frotte, se gratte et, s'apercevant qu'à cette manœuvre succède un certain plaisir, elle recommence une, deux et dix fois. Elle continue toute sa vie!

Il est des conformations vicieuses de l'appareil génital qui produisent le même effet. Le Dr Roubaud dit à propos d'une femme qui n'avait pas de matrice et dont le vagin n'avait pas la longueur du doigt: « — Le sens vénérien, sans présenter de grande énergie, existe pour les désirs et les sensations voluptueuses. Avant de tomber dans la prostitution, cette femme avait aimé, et comme le coït est douloureux par suite de la brièveté du conduit vaginal, elle trouve le plaisir dans l'attouchement de l'homme et dans la masturbation. »

A des mets trop épicés, trop excitants, aux

boissons spiritueuses, à certains médicaments, il faut ajouter les odeurs fortes et suaves qui agissent sur le système nerveux de certaines femmes à grande impressionnabilité ; on peut mentionner encore la constipation, la présence de petits vers à l'orifice anal qui déterminent des actions réflexes sur les organes sexuels. Certains exercices prolongés, la danse, l'équitation, peuvent être considérés comme des causes physiques prédisposant à la masturbation.

*Causes sociales.* La richesse qui autorise une vie sédentaire et inactive, qui permet le repos prolongé au lit, au milieu d'une chambre tiède et parfumée, qui procure un excès de nourriture succulente, amène fréquemment des pratiques honteuses, en laissant les femmes livrées au dévergondage de leurs imaginations. Aussi, rencontre-t-on ce vice plus souvent à la ville qu'aux champs. Et cependant, il est fréquent chez le pauvre; là c'est la promiscuité des sexes qui engendre la masturbation.

Enfant, la fille est entrée en apprentissage dans une fabrique ; là, les gestes équivoques et les mots obscènes, la mettent rapidement sur la voie; et lorsque le soir elle rentre chez elle, où grouille pêle-mêle toute la famille, où le père ivre, le plus souvent, et toujours abruti, ne se gêne nullement pour satisfaire à ses désirs sexuels; si alors, un reste de pudeur la fait se défendre contre les propositions de ses compagnes de travail, elle ne se marchande plus à elle-même un besoin de jouissance, qu'elle n'eût peut-être pas éprouvé en d'autres circonstances.

*Causes morales*. Les images lascives, les conversations et les gestes obscènes, la lecture de certains romans: « — Combien de jeunes gens des deux sexes, dit Schwartz, n'ont-ils pas été rendus esclaves de l'onanisme par la lecture de romans; j'ai connu une jeune personne d'une imagination exaltée, chez laquelle les romans firent naître cette malheureuse passion, avec tant d'impétuosité qu'elle fut atteinte en très peu de temps d'un tremblement des extrémités supérieures et d'une faiblesse de la vue. »

« — Certaines pièces de théâtre, dit Pouillet, agissent d'une façon marquée, quoique peu connue peut-être. Au sortir du spectacle, en effet, et rentrées dans leurs chambres, sous l'impression, vive encore, du roman qu'elles ont vu dérouler devant leurs yeux, les jeunes filles se mettent à songer, la tête sur l'oreiller; de toutes pièces elles se font héroïnes, leur cerveau délire, elles aiment, elles sont aimées d'un être idéal qu'elles créent à leur fantaisie; suivant leur rêve pas à pas, avec ténacité, elles se voient unies, après mille épanchements à l'objet de leur amour, et, insensiblement, l'imagination aidant, elles se livrent, comme sans y penser, à quelque manœuvre coupable. »

Les mauvais exemples tiennent surtout une large part dans le tableau des causes morales. On voit ainsi des précepteurs, des valets ou des servantes, initiant la jeunesse aux pratiques infâmes ; Schwartz nous en donne un exemple :

« — On connaît à Strasbourg l'histoire d'un certain précepteur qui abusa d'une manière indigne de la confiance qu'on lui avait donnée pour l'instruction de deux petites filles. Voici le fait : l'aînée des enfants avait manifesté un jour une certaine répugnance d'assister à la leçon. La mère s'en étonna et la pria de s'expliquer. L'enfant hésita d'abord, mais enfin elle instruisit sa mère de ce que le précepteur se permettait avec elle, la mère indignée de ce qu'elle venait d'apprendre, engagea son enfant à assister encore et pour la dernière fois à la leçon. Elle épia le scélérat et le surprit sur le fait. C'était un homme déjà d'un certain âge et père de famille. Il fut livré à la justice. »

Enfin ne voit-on pas tous les jours des nourrices mercenaires pousser la stupidité jusqu'à chatouiller les organes génitaux de leurs nourrissons, afin d'apaiser leurs cris et de calmer leurs pleurs!

*Causes diverses.* Toute cause qui fait que la femme, soit par défaut de rapports sexuels, soit par des rapports incomplets, est frustée des plaisirs que la nature lui a donné le droit de ressentir, peut la déterminer à user de la masturbation.

Ces causes peuvent être de plusieurs sortes : *l'impuissance du mari* ou *son indifférence*, surtout si la femme est jeune et

ardente, prédispose à la recherche de pratiques contre nature.

Si *l'organe mâle est plus petit* que normalement à l'organe de la femme; si le clitoris par vice de conformation est mal placé pour recevoir les frottements du dos de la verge; la femme cherche en ce cas à combler ses désirs, ou quelquefois, invite le mari ou l'amant ou un mercenaire quelconque à la satisfaire.

Douillet raconte l'histoire suivante :

« M. Wertremer, dit-il, m'a conté qu'il avait vu à une représentation théâtrale à Tien-Tsin la scène suivante dans une comédie. La femme jeune, ardente, fait entendre à un vieillard impuissant, son mari, qu'il la néglige complètement. Celui-ci alors sort, revient bientôt tout joyeux, en lui présentant un Phallus et il semble lui dire : Voici ce dont beaucoup de femmes dans votre cas se contentent, faites comme elles.

Il est des cas de surexcitation des organes génitaux qui coïncident avec de l'apoplexie. Trousseau dit que beaucoup de cas de névroses génitales se rencontrent chez les ataxiques.

Cette névrose consiste en une faculté singulière de pouvoir répéter le coït un grand nombre de fois dans un court espace de temps. L'acte vénérien doit durer un certain temps, s'il est trop rapide c'est un signe de névrose. La moelle est déjà malade, irritée, excitée chez ces individus au point de vue des fonctions génitales. Chez la plupart des gens qui se livrent à la masturbation, il en est de même, la cause de leurs excès contre nature réside principalement dans la moelle, mais ces excès eux-mêmes affaiblissent cette excitation, la détruisent et entraînent une impuissance irrémédiable. Nous avons dit que les nourrices chatouillent les enfants pour les empêcher de crier, mais encore elles se servent de leurs nourrissons pour satisfaire à leur passion.

« Je me borne, dit Deslandes, à rapporter ce fait qui résume en lui tout ce que la luxure peut inventer de plus diabolique, fait dont l'authenticité m'est rapportée par le Dr Andrieux.

Un enfant qu'on avait pourvu d'une nourrice jeune et vigoureuse dépérissait chaque jour. Les parents affligés cherchèrent en vain la cause de cet état : on finit par la découvrir ; mais on cherche des mots pour exprimer leur surprise et leur colère, quand ils trouvèrent cette malheureuse exténuée sans mouvement avec son nourrisson qui cherchait encore une succion affreuse et inévitablement stérile, un aliment que les seins auraient seuls pu donner. »

Bien souvent aussi la Masturbation, loin d'être une cause, est un effet. Il faut voir en elle la manifestation de certains états morbides innés ou acquis, le produit direct ou la métamorphose de dégénérescences physique, intellectuelle et morale qui se transmettent par hérédité.

Le cas suivant observé par Alibert à l'Hôpital Saint-Louis en est une preuve.

Il s'agit d'une paysanne, âgée de 19 ans, gardeuse de moutons. La solitude où vivait cette fille favorisa chez elle le développement de la Masturbation. Elle se cachait dans les broussailles et les endroits les plus retirés pour satisfaire à son penchant. Deux ans s'écoulèrent, pendant lesquels on voyait progressivement ses facultés intellectuelles s'affaiblir ; bientôt elle devint comme stupide, mais en même temps le sens vénérien acquérait le plus haut degré d'exaltation. La chose même en vint à ce point, qu'elle tomba dans une espèce de nymphomanie, pour laquelle on la conduisit à l'hôpital.

Cette malheureuse offrait un scandale perpétuel d'une sorte de mouvement automatique, qu'elle n'était point maîtresse de réprimer, quelques reproches qu'on lui adressât. La tête, la poitrine, la partie supérieure de son corps enfin, étaient d'une excessive maigreur, tandis que l'autre moitié représentait un embonpoint remarquable. La vue et à plus forte raison le contact d'une personne qui n'était pas de son sexe, suffisait pour provoquer chez elle un état qui se terminait bientôt par une pollution. On pouvait en touchant cette fille agiter toute sa personne et la mettre en convulsion comme on met en activité les ressorts d'une horloge. Alors cette malheureuse offrait, pendant une demi-heure environ, un tableau qu'Alibert compare à celui des convulsionnaires de Saint-Médard. Cet état ne fit que s'accroître, et cette fille, vu le scandale qu'elle causait, dut être rendue à ses parents.

Il y a des affections qui sont quelque peu similaires à la Masturbation. Chez la femme c'est la nymphomanie ou fureur utérine et chez l'homme le priapisme, le satyriasis.

« La nymphomanie onaniaque, dit Deslandes, est à sa plus grande intensité quand la femme n'a plus la force de conserver le mystère ; quand se dépouillant de toute décence, elle se livre à chaque instant en tous lieux, et même devant témoin, à ses sales manœuvres. Il arrive fréquemment que ces manœuvres qui amenaient si promptement le résultat désiré, produisent au bout d'un certain temps le contraire, la sensibilité de ce sens spécial s'émousse et disparaît. Mais si la surface est morte pour le plaisir, les parties profondes peuvent ne pas l'être ; c'est pourquoi l'on voit des masturbatrices aller chercher et réveiller ce qui reste encore de sensibilité dans leurs organes génitaux. On a plusieurs exemples de masturbation féroce et qui aboutit à des blessures graves. »

On a trouvé dans le canal de l'urèthre les objets les plus étranges : baguette de fer, tiges de graminées, morceaux de bois, épingles à cheveux, tuyaux de pipe, etc.

Pomard a extrait du canal de l'urèthre d'une demoiselle de trente-deux ans un sifflet d'ivoire long de trois pouces et demi, avec lequel elle se masturbait.

Morceaux de bois, étuis avec ou sans aiguilles, épingles à cheveux, cure-dents, tels sont les corps étrangers qu'on est appelé à extraire de l'urèthre ou de la vessie, où les avait égarés la main qui les dirigeait sans doute vers le vagin.

Les corps étrangers introduits dans le vagin y sont moins facilement retenus, à cause de l'ampleur de ce conduit ; Dupuytren, cependant, en a extrait avec quelque peine, un pot de pommade qui y avait été poussé de force par la femme elle-même ! il en a été de même d'une queue de cochon, qu'il a fallu faire entrer dans un tube de verre pour l'extraire, ayant été poussée dans le sens des soies et celles-ci s'opposant au retrait par suite de leur position en avant.

Roubaud dit que : « — Une femme avait des passions si ardentes que, ne pouvant les satisfaire avec son mari (elle était obèse), elle payait un étranger pour se faire masturber, malgré les principes religieux et honnêtes qu'elle avait puisés dans sa famille. »

Il arrive souvent que l'homme termine

l'éjaculation avant que la femme ne soit arrivée au spasme ; il s'ensuit que cette dernière se dégoûte à la longue d'un acte qui est pour elle plus ennuyeux qu'agréable et alors elle s'abandonne à des pratiques contre nature, solitaires ou étrangères qui lui permettent de consommer une jouissance que le coït ne lui permet pas de ressentir.

Il se rencontre dans le monde des femmes ardentes, dont le mariage calmait les désirs fougueux ; la mort les prive brusquement et jeunes encore de leur époux. Les convenances sociales, ou plusieurs enfants, les empêchent de contracter une nouvelle union.

Les scrupules religieux, ou la crainte de grossesse en dehors du mariage, leur défendent de prendre un amant, cependant les désirs deviennent d'autant plus pressants et vivaces, qu'ils ont été comprimés. Comment sortir de cette situation ? Elle se livrent à la Masturbation.

Les absences prolongées d'un mari en voyage peuvent également être le sujet de ces pratiques. Pouillet rapporte une observation à ce sujet: — « — J'eus, en 1871, l'occasion de soigner une femme de 22 ans, elle était atteinte de leucorrhée rebelle, ne pouvant sûrement assigner la cause de cette affection chez une personne de sa constitution, je soupçonnai l'onanisme. Après quelques dénégations, cette femme m'avoua que son amant faisait des voyages de plusieurs mois, et que durant ce temps-là, elle était torturée par des désirs presque irrésistibles ; elle les calmait à l'aide de la Masturbation clitoridienne. — J'ai d'abord, me dit-elle, beaucoup d'attachement pour mon amant ; et ensuite je n'oserais me livrer à un autre homme durant son absence, dans la crainte d'une grossesse ; je n'ai donc que ce seul moyen pour me satisfaire. »

Il est aussi des malheureuses tristement douées par la nature, d'une laideur repoussante ou d'infirmités hideuses. Point d'amour pour elles, pas de mariage possible, point d'hommes, et toutefois, comme les autres femmes, elles ont un besoin inné d'attachement et de sens à satisfaire. Tout le monde les repousse. Elles se livrent à la Masturbation !

## IV

# DE LA MASTURBATION FÉMININE

### RÉSULTATS

Conséquences locales : Observations médico-légales.
Conséquences morales : Observations médicales.

# IV

# DE LA MASTURBATION FÉMININE

## RÉSULTATS

**Conséquences locales : Observations médico-légales.**
**Conséquences morales : Observations médicales.**

Le Dr Roubaud a dit que les auteurs qui ont écrit spécialement sur l'onanisme en ont exagéré les effets : « — Tous les auteurs, dit-il, qui ont pris la Masturbation comme sujet de leurs études, se sont plu, dans une intention louable, sans doute, mais qui bien souvent n'a pas atteint le but qu'ils se proposaient, se sont plu, dis-je, à rembrunir sans mesure les couleurs avec lesquelles ils peignent les maux qu'entraîne cette funeste habitude.

L'ouvrage de Tissot est resté sous ce rapport un livre classique. »

Le Dr Laborde dans ses « Eléments d'hygiène » cherchant à démontrer si les suites de la Masturbation sont plus graves que les effets résultant des excès vénériens naturels, conclut à ce que les pratiques contre nature sont plus funestes que celles du libertinage, et il en donne cette raison. « — Cela tient à ce que les masturbateurs ont plus souvent l'occasion de se procurer la sensation vénérienne que les personnes qui se livrent au coït, parce qu'il suffit aux premiers d'être un instant seuls ; cela tient encore à ce que chez eux le cerveau est dans une tension prodigieuse, et forcé, pour éprouver la sensation vénérienne, de se créer un excitant qui lui manque, de se procurer des perceptions, d'éprouver des réminiscences, en un mot de se représenter des peintures voluptueuses qui ne sont pas sous les yeux dans le moment pendant lequel a lieu la Masturbation. »

Quant à dire que la femme ressent au même degré les effets pernicieux du coït et de la masturbation, cela ne saurait être exact ; attendu que généralement, comme on le remarque chez les prostituées, les effets du coït sont sans effet sur la femme, c'est que cette dernière, dans ces circonstances, ne perd, ni physiquement, ni moralement, pas plus de fluides génitaux que d'efforts nerveux, ni de forces volontaires.

La femme peut, dans l'acte vénérien, par sa seule volonté, s'affranchir, quand il lui plaît, de toute participation corporelle et morale à l'acte sexuel. En ce cas, point d'écoulement du liquide vaginal, point de déperdition de forces nerveuses et volontaires, et surtout point de soubresauts spasmodiques, puisque le spasme fait défaut.

Voilà pourquoi les prostituées peuvent faire impunément leur métier fort longtemps, et servir de moyen à des excès qui tueront l'homme mais ne retentiront point sur leur organisme. Cependant il n'en est pas de même quand la femme participe au coït en consommant l'acte, et surtout quand elle se livre à la masturbation. Celle-ci n'a qu'un but, quels que soient les modes d'agir, celui d'engendrer la volupté. Or, autant de fois qu'il y aura sensation voluptueuse, autant de fois le cerveau se sera surmené pour la faire naître dans des conditions hors nature. Donc il faut admettre que chez la femme comme chez l'homme, les effets de la masturbation feront tôt ou tard éclater les accidents morbides; et ces accidents, seront plus marqués certainement chez la femme à cause de sa nature essentiellement nerveuse.

Les résultats locaux que détermine la masturbation sont décrits au chapitre des déformations, mais nous indiquerons comme une des conséquences assez fréquentes l'apparition des flueurs blanches, surtout chez les petites filles. A ce propos il nous paraît intéressant de faire figurer ici un procès-verbal de médecine légale sur une prévention de viol mal fondée, où l'on trouvera en même temps un tableau réel des désordres que la masturbation amène dans les organes externes des enfants. Ce rapport est extrait du « Manuel de médecine légale » de Briant et Chaudé : « — Le sieur B..., nous a rapporté que le 9 à sept heures du matin, sa fille, âgée de 14 ans, étant restée seule à la maison, le sieur E..., son voisin, y était venu, qu'il l'avait jetée sur un lit et en avait abusé malgré sa résistance... « Louise

B..., interrogée par nous, nous a répondu avec beaucoup d'hésitation, mais a fini par confirmer le récit qui venait de nous être fait:

« *Examen de la jeune B...* — Louise B..., non encore réglée, est de petite taille, d'une constitution chétive, éminemment lymphatique, elle a le teint pâle, les yeux cernés.

« 1° Les organes sexuels développés sont déjà flétris et décolorés, les grandes lèvres très épaisses et flasques, sont écartées à la partie inférieure.

« 2° La vulve, dont l'entrée est fort élargie, est évasée en forme d'entonnoir, au fond duquel est refoulée la membrane hymen considérablement relâchée, mais sans déchirure et formant une sorte d'anneau autour de l'orifice béant du vagin dont les dimensions sont telles qu'on peut y introduire facilement le doigt; la fourchette est déprimée mais non déchirée.

« 3° Il n'existe, du reste, sur ces parties, aucune excoriation... mais elles sont lubréfiées par l'écoulement d'une matière blanchâtre qui nous a paru de nature leucorrhique.

« *Conclusions.* — Il est évident que la jeune Louise n'a pas été déflorée... mais la flétrissure des organes, la disposition infundibuliforme de la vulve, la dépression et la déformation de l'hymen, la dilatation de l'orifice vaginal attestent une habitude déjà ancienne d'attouchements, et, sans doute, d'introduction dans le vagin d'un corps dur plus ou moins volumineux.

« L'écoulement dont les organes génitaux sont le siège ne peut provenir d'un attentat commis seulement trois jours auparavant; il existe déjà depuis longtemps; ce sont des flueurs blanches occasionnées par des habitudes d'onanisme. »

Le Dr Fabre signale un cas de leucorrhée accompagné de névralgies multiples :

« — Une jeune femme mariée depuis cinq ans n'avait point eu d'enfants; elle avait un écoulement fort abondant de matières verdâtres; elle avait beaucoup maigri; elle se plaignait continuellement d'un mal de tête insupportable, avec des maux d'estomac et de poitrine; ses cheveux qui étaient les plus beaux qu'on pût voir par leur longueur et la quantité, étaient presque tous tombés... Enfin la malade voyant que les remèdes étaient sans effet, crut devoir m'avouer que depuis l'âge de 14 à 15 ans une femme de chambre l'avait mise dans le goût de se satisfaire elle-même, et qu'elle s'y était livrée avec tant d'excès que depuis son mariage l'approche de son mari lui avait toujours été indifférente, et qu'elle était obligée de quitter la compagnie pour aller contenter sa passion. Je reconnus alors la véritable cause de la maladie et je lui fis si bien sentir les conséquences dangereuses de son malheureux penchant, qu'elle me promit d'y renoncer. »

L'incontinence d'urine est souvent la suite de la masturbation, les engorgements du col de la matrice et une foule d'autres maladies tiennent à la même cause. Enfin la stérilité est assez ordinaire chez les femmes se livrant à la masturbation ; quant aux enfants à caractères névropathiques, tels que les chétifs, prédisposés à la scrofule et aux affections nerveuses.

La catalepsie, l'extase et autres affections à caractères nevropathiques, tels que les tremblements partiels ou généraux, des paralysies de courte durée, des douleurs vagues générales, des vertiges, de l'insomnie, des troubles de la vue et de l'ouïe, etc., etc., sont des maladies ayant pour cause la masturbation.

Quant aux facultés intellectuelles, on comprend facilement qu'elles se ressentent singulièrement des manœuvres de cette sorte. Les personnes qui s'y livrent deviennent lâches et pusillanimes, elles perdent tous bons sentiments, elles sont distraites et souvent incapables d'un travail sérieux. Quelques-unes deviennent, par suite de perte de mémoire, hébétées et comme stupides. « Enfin, dit Schwartz, tourmentées par la mélancolie et le désespoir, elle tombent dans une entière apathie et souvent dans la manie la plus complète ou le suicide qui met un terme à leurs maux. »

Le Dr Josan dit que c'est un effet très fréquent de la masturbation que l'apparition de douleurs plus ou moins vives dans le dos et dans la poitrine.

Le Dr Georget affirme qu'un accident fréquent et qui ne l'a jamais trompé sur sa nature, ce sont des palpitations de cœur accompagnées de gêne dans la respiration et de légers étouffements.

L'apoplexie, les abcès selon Descuret; l'abolition de la vue, d'après Tissot, les anévrismes, les ruptures du cœur, cités par Rostan; la pneumonie par Londe; la gastralgie, l'hépatite, l'entérite d'après Josan, etc., ont été considérés comme des conséquences de la masturbation.

On a accusé encore la masturbation et les excès du coït d'avoir une influence considérable sur le développement de bien des affections inflammatoires de la matrice. Il y a dans cette manière de voir de l'exagération; le Dr Arang dit à ce sujet:

« — Ni la masturbation, ni même les rapports contre nature ne me paraissent avoir d'influence bien évidente sur les affections de la matrice.

J'ai vu mourir d'une phtisie aiguë une belle jeune fille à la suite d'affreux excès de masturbation: presque sur son lit de mort elle se livrait encore avec fureur à cet horrible penchant et son organe externe ainsi que ses annexes étaient fort développés et parfaitement sains.

# V

# SAPHISME ET TRIBADISME

Les tribades dans les maisons publiques
En maisons privées
Ménages de femmes.—Leur vie.— Lettres de tribades
Ménage à trois. — Influence de l'homme
Observations nombreuses

## V

# SAPHISME ET TRIBADISME

**Les tribades dans les maisons publiques. — En maisons privées. — Ménages de femmes. — Leur vie. — Lettres de tribades. — Ménages à trois. — Influence de l'homme. — Observations nombreuses.**

Nous emprunterons au Dr Martineau cette étude sur le Saphisme et la Tribadie. Cette question est peu connue et elle est certainement une des plus intéressantes.

Le Saphisme se pratique principalement dans les maisons publiques, dans les maisons où la prostitution est réglementée, ou encore dans des maisons dites de passe, dans les appartements particuliers, tenus par des matrones favorisant la prostitution clandestine, dans certains magasins ou plutôt certaines boutiques de parfumerie, de ganterie, de papeterie, de librairie, de lingerie, etc. Toutes ces boutiques, tous ces appartements, toutes ces chambres d'hôtels, sont habités ou fréquentés par des femmes qui se livrent à la pratique du saphisme aussi bien sur la femme que sur l'homme. (Le Saphisme est la pratique de masturbation par la langue, la succion.) On trouve surtout des ménages de femmes qui se constituent actuellement très fréquemment. Les tribades sont à relations continues ou à relations intermittentes! « Les maisons publiques, dit le Dr Martineau, soumises à la surveillance de la police, servent, en effet, à l'établissement, à la formation des ménages de femmes. Je dis même plus, ces liaisons sont favorisées et encouragées par les patrons ou matrones de ces établissements pour la raison que voici. Ce sont eux qui parlent ; je ne fais que transcrire les renseignements qui m'ont été fournis.

« — Lorsque, disent-ils, les femmes ont un amant de cœur ( *un béguin*, suivant leur expression) elles quittent la maison les jours de sortie, et vont dépenser au dehors l'argent qu'elles ont pu amasser pendant la semaine. Les tribades, au contraire, ne profitent pas du jour de sortie, elles restent enfermées dans leur chambre, où elles se payent mutuellement des friandises et des liqueurs achetées dans la maison qui bénéficie ainsi de leur dépense. » C'est là, on le voit, un puissant agent favorisateur du tribadisme émanant des patrons d'établissements, qui, poussés par l'intérêt, préfèrent dans leurs maisons un couple de tribades (dit ménage) à une femme isolée. Aussi les voit-on les rechercher avec soin et venir les racoler jusque dans les hôpitaux, où les préliminaires de ces unions se nouent quelquefois. »

« Ce n'est pas tout, les maisons publiques, les maisons de tolérance ne se bornent pas seulement à faciliter les ménages de femmes, mais encore elles facilitent le Saphisme en ce qu'elles permettent l'entrée, jusqu'ici réservée à l'homme, à la femme qui désire se faire saphiser ou même saphiser elle aussi les femmes de la maison. Tous les jours il vient dans ces établissements des demi-mondaines, des femmes entretenues, pour se faire saphiser ou saphiser les femmes qui s'y trouvent. Ces visiteuses payent leur entrée comme les clients hommes.

« — D'après les renseignements qui me sont fournis, la clientèle étrangère serait nombreuse. Plusieurs fois par an des femmes viennent d'Angleterre, de Russie, d'Allemagne, rendre visite à ces maisons. Souvent elles emmènent une des pensionnaires pour passer quelques jours avec elles, elles payent à la maison une somme débattue à l'amiable; puis elles la ramènent. Fait intéressant à connaître, c'est que dans ces maisons où le saphisme de l'homme par la femme était autrefois des plus fréquents, il est aujourd'hui presque abandonné, le personnel préférant se livrer à cette nouvelle prostitution. Dans ces maisons, en outre, le saphisme de la femme par l'homme est des plus rares. »

Les brasseries servent aussi à la formation de ces ménages de femmes, où il n'est pas rare de voir deux femmes vivre ensemble. Elles arrivent à se suffire à peu près avec les pourboires des consommateurs et repoussent le plus possible tout rapport sexuel avec l'homme. Les tribades préfèrent souvent engager au mont-de-piété leurs vêtements ou leurs bijoux plutôt que de se faire des infidélités.

« — Une jeune fille entrée à l'hôpital pour une maladie syphilitique raconte qu'orpheline depuis plusieurs années, elle vivait misérablement chez des parents qui l'avaient recueillie. Elle fut déflorée par un inconnu qui l'emmena un soir dans un hôtel, alors qu'elle revenait de son atelier de couture.

Depuis cette époque elle se livre de temps en temps à la prostitution clandestine. C'est dans ces circonstances qu'elle rencontra, il y a plusieurs mois, une autre prostituée âgée de 19 ans, qui lui offrit son appartement. A dater de ce jour, ces deux femmes, prises l'une pour l'autre d'un amour intense, vivent ensemble dans une profonde misère, pratiquant réciproquement l'une sur l'autre le saphisme plusieurs fois, deux, trois et même cinq fois dans les vingt-quatre heures.

Lorsque l'argent manque, lorsque la faim se fait trop sentir, l'une d'elles sort, se livre à la prostitution clandestine, et gagne ainsi une somme suffisante pour faire vivre le ménage pendant quelques jours. Tant que le ménage a de l'argent, aucune d'elles ne se livre à la prostitution; elles vivent ensemble, car, disent-elles, elles *n'aiment pas l'homme.*»

Voici encore un exemple des plus curieux:

« — Il s'agit de deux femmes rentrées à l'hôpital le même jour. Elles vivent ensemble depuis un an. Elles s'aiment passionnément, et c'est pour ne pas se quitter qu'elles sont entrées le même jour et qu'elles se sont fait admettre dans la même salle. Dans leur ménage, ces deux femmes couchent ensemble et se livrent à des pratiques érotiques l'une sur l'autre. Elles pratiquent aussi bien le Saphisme que la Masturbation. Elles répètent quotidiennement ces manœuvres jusqu'à 6 et 7 fois en vingt-quatre heures. Elles sont l'une et l'autre d'une jalousie extrême. Elles ont eu depuis un an de nombreuses discussions de jalousie, allant de l'invective aux voies de fait, alors surtout que l'une d'elles se livrait au saphisme avec une autre femme. Aussi elles ne se quittent jamais; elles s'aiment, disent-elles « comme amant et maîtresse ».

Dans la salle ces deux femmes ne se quittent pas, passent la journée assises l'une à côté de l'autre, travaillant ensemble, mangeant ensemble dans la même assiette, buvant dans le même verre.

Elles détestent le coït. « L'homme leur est désagréable. » Lorsque l'homme veut pratiquer sur elles le saphisme, elles l'acceptent, mais sans plaisir, plutôt avec dégoût.

Lorsque le besoin d'argent se fait sentir, l'une d'elles se dévoue pour se livrer à la prostitution. Dans ce cas, l'autre est triste, maussade et ne supporte cette infidélité que parce qu'il faut se nourrir ».

La dépravation des femmes peut être aussi grande et même aller plus loin que celle des hommes, parce que leur système nerveux, naturellement plus excitable, se laisse moins dominer par la raison, quoique cette sage conseillère ne soit guère écoutée ni de l'un ni de l'autre sexe, dans les emportements de la passion.

Pour se rendre compte de cette vérité, il faut lire des lettres émanant de tribades, lettres qui expriment l'amour le plus intense, qui peignent la jalousie extrême dans ce qu'elle a de plus violent, relatant la passion furieuse qui les anime, lorsqu'elles apprennent qu'elles sont trompées dans leurs amours contre nature; telle est cette lettre qu'une femme écrit à sa compagne ayant quitté l'hôpital où elles étaient en traitement ensemble :

« Ma chère petite femme,

« Ecoute, tu ne veux jamais m'écouter, tu veux toujours faire à ta tête, je ne comprends pas ta manière, car tu dois savoir que du moment que je t'avais dit que je m'en allais, j'allais le faire, mais non, tu ne veux jamais le croire. Eh bien! petite femme, puisque tu es restée, restes-y. Si mes plaques me reviennent, je reviendrai, maintenant je peux m'en passer, j'aime bien mieux puisque je suis sortie, travailler pour t'assister, je crois que tu me ferais bien pareil, d'abord entre femmes comme nous sommes, ça doit se faire. Ecoute, je suis tout à fait hors de moi, je ne sais plus comment faire, je m'ennuie à mourir, enfin écoute-moi, petite femme chérie, viens avec moi, viens passer quelques jours avec moi, je t'aime comme jamais je ne t'ai aimée. Dis-moi aussi que tu m'aimes et moi aussi je répondrai: je t'adore. Enfin, en attendant les beaux jours, je finis parce que je t'en dirais trop, ma chérie.

« C'est de la part de ta petite Marguerite chérie qui t'aime et qui t'adore et t'envoie bien des baisers d'amour. »

Puis à des reproches qui lui sont adressés sur sa conduite, sur la crainte de lui faire des infidélités elle répond:

« Je t'excuse, ma petite chérie, je comprends bien que tu es malade, on n'a pas la tête à soi, tu pourrais bien toutefois garder cela pour toi.

« Tu me dis que tu en as pour un mois, tu sais, c'est long, je te le jure, ma petite, tu sais bien ce que je veux dire.

« Allons, ma petite femme chérie, courage, soigne-toi bien et ne te néglige pas, c'est de la part de ta Marguerite, ta petite femme qui t'aime toujours de plus en plus et qui t'embrasse bien des fois sur ta petite bouche que j'aime tant et puis bien autre chose aussi, tu sais. »

Le ménage de femmes se complique parfois; l'arrivée d'un homme y apporte un troisième élément, soit que les deux femmes se voient à l'insu de leur amant ou de leur mari, soit que la tribade impose à l'amant la présence d'une amie pour laquelle elle conserve une affection passionnée.

Les tribades intermittentes sont celles qui en un jour d'énervement ont recours soit aux maisons publiques, soit aux particulières. Elles ne lient aucune relation avec les femmes de profession saphistes. Certaines tribades ne cachent point leurs habitudes vicieuses. Il est certaines de ces femmes âgées qui vont aux concerts, se placent au premier rang d'où elles jettent publiquement sur la scène des bouquets à l'adresse des chanteuses qu'elles convoitent.

Il existe aussi des petites filles de 10 à 15 ans, qui courent les brasseries de femmes, sous prétexte de vendre des fleurs, et qui sont connues pour leurs manœuvres saphiques qu'elles exercent pour un prix plus ou moins élevé. On voit ces précoces et infortunés agents de la prostitution du saphisme circuler le soir très tard, dans les cafés, sur les boulevards, dans les bals publics, et offrant leurs bouquets. Elles ont ordinairement derrière elles des individus qui les surveillent et les préviennent des approches de la police, tandis qu'elles vont faire leurs offres de service aussi bien aux femmes qu'aux hommes.

Le Dr Martineau a signalé des hommes mariés ou vivant en concubinage, qui favorisent d'une façon révoltante la progression constante du saphisme.

Ces hommes, dit-il, dont les ardeurs génésiques sont plus ou moins abolies, cherchent à les exciter en éveillant chez la femme de fortes sensations voluptueuses. Pour obtenir ces résultats, ils n'hésitent pas à recourir à des mercenaires. Aussi les voit-on, après un joyeux souper, conduire leur compagne dans des maisons spéciales pour les soumettre au saphisme et développer ainsi chez celle qui, le plus ordinairement, ignorait l'acte, une passion génésique qu'elle sera d'autant plus portée à satisfaire, qu'elle y aura puisé une sensation voluptueuse plus considérable. Mais à partir de ce moment la femme recherche avec ardeur le saphisme, ne se livre au coït qu'avec répugnance et vient prendre rang parmi les tribades intermittentes ou de profession.

# VI

# DÉFORMATIONS

Les organes génitaux des prostituées. — Leur aspect
Déformation par la masturbation
Observations médicales

## VI

# DÉFORMATIONS

**Les organes génitaux des prostituées. — Leur aspect. — Déformations par la masturbation. — Observations médicales.**

La masturbation dans toutes ses formes produit des déformations particulières sur les organes génitaux de la femme, nous placerons en regard ceux que détermine l'usage excessif du coït chez les prostituées, afin d'en faire saisir la différence.

Il faut d'abord connaître les dispositions des organes dont nous avons à parler.

Chez la petite fille la direction de la vulve est remarquable; elle est verticale et l'ouverture en est cachée par les grandes et petites lèvres, la vulve regarde directement en avant, elle est entr'ouverte à sa partie supérieure. En écartant un peu les lèvres on voit immédiatement le clitoris et l'ouverture du canal urinaire; à la partie inférieure, la vulve est fermée.

Chez la jeune fille pubère et surtout chez la femme après plusieurs coïts, la disposition est tout autre. La vulve est située de bas en haut et d'avant en arrière. L'écartement des lèvres est faible à la partie supérieure, il est plus prononcé en bas, de sorte que chez la femme pubère le clitoris et le méat urinaire sont recouverts et cachés par les grandes lèvres. Chez la femme adulte, la vulve est recouverte de poils dont l'aspect, la couleur, la disposition sont extrêmement variés. En général, plus les organes sont développés, plus les poils sont nombreux.

De chaque côté de la fente vulvaire qu'elles limitent sont les grandes lèvres, constituées par deux saillies qui se réunissent en haut et forment la commissure supérieure, et en bas, la commissure inférieure ou fourchette. Celle-ci est constituée par une bride saillante, tendue chez la jeune fille, lâche chez la femme livrée à des coïts fréquents.

Entre la fourchette et l'hymen ou les caroncules myrthyformes qui en sont les débris, se trouve une petite dépression que l'on nomme fosse naviculaire.

Les petites lèvres on nymphes sont deux replis qui semblent formés au dépens de la muqueuse vulvaire en arrière et en bas, elles se confondent avec les grandes lèvres en haut et en avant, elles se réunissent, se dédoublent pour former le capuchon du clitoris.

Recouvertes ordinairement par les grandes lèvres, les petites lèvres dépassent souvent ces dernières. Dans ce cas elles prennent l'aspect de crêtes de coq de couleur brune.

Le clitoris est un organe érectile analogue au pénis de l'homme, son extrémité antérieure est formée par le gland.

Les dimensions du clitoris sont variables, sa longueur est ordinairement de trois centimètres. Il est recouvert par un repli cutané analogue au fourreau de la verge, ce fourreau est ordinairement appliqué sur le clitoris; il est adhérent dans une certaine étendue, et se termine par une sorte de prépuce, le capuchon, qui ne contracte aucune adhérence avec le gland, de sorte qu'on peut facilement mettre celui-ci à nu.

Entre le clitoris et les petites lèvres existe un petit espace triangulaire, c'est le vestibule.

Le méat urinaire, ou orifice du canal de l'urèthre, est situé au-dessous du clitoris et en dessus de l'orifice vaginal.

Chez les enfants, le méat a la forme d'une fente longitudinale, il regarde en avant; aussi le jet de l'urine est-il dirigé directement en avant.

Chez la femme, au contraire, par suite du changement de direction de la vulve, le méat regarde en bas, d'où la possibilité, pour elle, d'uriner debout.

Il est saillant, circulaire, souvent béant, cet aspect s'observe surtout chez la femme ayant eu des enfants et chez celle qui a eu des uréthrites.

Au-dessous du méat, au-dessus de la fourchette, en dedans et en arrière des petites lèvres, est l'orifice vaginal; cet orifice de forme ovale est circonscrit, pour ainsi dire, par deux organes érectiles, les bulbes du vagin; en dehors de ceux-ci, se trouvent les muscles constricteurs du vagin.

L'hymen est une membrane établissant la limite de la vulve et du vagin; elle est constituée par un repli de la muqueuse vaginale.

*Déformations chez les prostituées.* — « De toutes les beautés de la femme publique, dit le Dr Charpy, celle qui parfois décline la première, c'est la beauté de ses organes génitaux; la prostituée a encore ses seins fermes, ses flancs sans coutures, et c'est à peine si la veille ou l'orgie commencent à la dépouiller de ses cheveux, que déjà son appareil de relation par excellence, mécaniquement délabré, a subi l'irréparable outrage du travail et de l'usure. »

En général, chez les prostituées, les parties génitales sont bistrées, ont une couleur gris fauve, brune ou ardoisée, la vulve est fortement accentuée. La sécrétion claire du mucus peut être abondante, c'est un suintement naturel, un état d'humidité normale; ordinairement, par le fait des lavages, des astringents, elle s'est particulièrement tarie; c'est un état de sécheresse acquise, son odeur serait âcre et pénétrante, si elle n'était habituellement masquée par quelque artifice de toilette.

Les grandes et petites lèvres sont atrophiées, les petites lèvres surtout ont un aspect ridé et une coloration brunâtre, elles sont courtes et se dissimulent sur les côtés de la vulve, ce n'est pas en largeur qu'elles augmentent, c'est en longueur, elles s'allongent, progressant vers le bas et pendent flasques le long de la vulve, elles sont chiffonnées comme de vieilles étoffes, de lisses et fermes qu'elles étaient, elles sont devenues chagrinées. Si le clitoris n'a pas à subir la contusion en permanence comme les organes qui l'environnent, il n'en a pas moins dans le travail physique, car les filles de maison ont pour habitude de se livrer à la tribadie. Cet organe est souvent fort développé, son gland plus saillant; remarquable par sa flaccidité le clitoris tombe en s'allongeant, sa sensibilité est fortement émoussée. « Cependant grâce à l'habitude, cette sensibilité se neutralise et garde son sang-froid dans les chocs de l'amour, où il lui plaît de prendre sa part de la lutte et du triomphe. »

Le méat urinaire est toujours situé plus haut que d'habitude, il est logé sous le clitoris, cela tient à la saillie du bulbe du vagin. Chez presque toutes les prostituées l'ouverture du canal uréthral est à l'état d'inflammation chronique. Le plus souvent l'orifice est considérablement élargi et l'urèthre se laisse voir comme un entonnoir ouvert en avant. Cet élargissement conique est le fait de la masturbation ou de l'usage de la seringue.

« Le vagin, la porte demi-close de jadis, est largement ouvert ». L'orifice est évasé, large et béant, il a été mécaniquement dilaté, sa puissance contractile est émoussée, il a perdu son élasticité, il est inerte, fatigué. Dans le haut le bulbe est turgescent, fait saillie et surplombe l'ouverture. En bas la fourchette, « cet atrium de la maison, lieu fatal trop souvent marqué d'une croix noire, disait le poète, marqué d'une croix blanche, dirait la science, car c'est là le berceau de prédilection de tous les chancres ».

« Tout autour de l'orifice et dans son encadrement végètent mille prolongements, débris de l'hymen, ce sont les caroncules à bords fantaisistes qui poussent comme de grandes herbes sur ce terrain toujours en fermentation. »

« — Que ce paysage accidenté se rencontre dans une nature jeune, il peut être encore rose à la vue et sans aspérités. Mais si l'âge a passé par là, si la femme a 40 ans et plus, ce n'est plus qu'un objet de répulsion. Le pavé épithélial incessamment battu, s'est durci comme un parchemin antique; la muqueuse s'est épaissie et tannée, elle ne sécrète plus, elle est jaunie; on dirait d'un fibro-cartilage! »

A ces descriptions que nous avons abrégées, le Dr Charpy ajoute que: « — La prostituée subit dans ses organes génitaux une série de déformations qui relèvent de causes opposées; de l'usure par atrophie et de l'irritation qui hypertrophie. Elle vit trop et trop vite. Toutes les femmes en sont là, qui abusent de l'amour et toutes les fleurs aussi qui abusent du soleil. L'amour et le soleil sont deux forces semblables : à doses mesurées toutes deux vivifient, à haute dose toutes deux flétrissent. »

Cependant, il faut le dire, ces déformations ne présentent pas un caractère net et précis. En effet, elles sont souvent absentes chez les femmes qui s'adonnent habituellement à la prostitution depuis un grand nombre d'années, et on les rencontre chez des filles de 16 à 17 ans déflorées seulement depuis quelques mois. On les trouve en outre chez les femmes galantes, comme chez les femmes mariées.

Le Dr Martineau, qui s'est livré à cette étude spéciale, nous montre en effet qu'à côté des femmes qui se livrent au coït, jusqu'à 6 et 10 fois par jour, et même dans certains jours tels que le samedi et le dimanche, jusqu'à 15 et 20 fois et dont les organes génitaux externes ne présentent aucunes déformations autres que celles dues à la masturbation ou au saphisme, on en trouvera de très nettes chez les jeunes filles déflorées depuis peu, chez les femmes mariées qui n'ont des rapports sexuels que deux ou trois et même une fois par semaine.

Le docteur que nous citons fit trois mille observations à l'hôpital de Lourcine et en ville, il s'exprime ainsi : « — La vulve présente un aspect particulier, les grandes lèvres sont flasques, ridées, plus volumineuses qu'à l'état normal; elles sont pendantes, plus ou moins brunâtres. Les petites lèvres sont normales. L'orifice vaginal est béant, il suffit d'écarter les cuisses pour voir la partie antérieure du vagin, la saillie de ses plis et de la bulbe. Cet aspect rappelle celui de la vulve chez une femme qui a eu un ou plusieurs enfants. Tels sont les seuls caractères que j'ai relevés dans tous les cas de prostitution recueillis avec le plus grand soin. »

Il cite alors le cas d'une jeune fille occupant le n° 36 de la salle Cullerier à Lourcine.

« — Cette jeune fille est déflorée depuis six mois seulement, elle n'est pas enceinte, elle n'a aucune affection vulvaire blennorrhagique ou syphilitique, elle est atteinte d'une névrite chronique. Chez elle les grandes lèvres sont énormes, flasques, ridées, pendantes, bleuâtres, les petites lèvres sont normales, la vulve béante. Dès que les lèvres sont écartées, l'orifice vulvaire ouvert laisse voir la muqueuse vaginale rosée non épaissie.

Frappé de cet aspect qui rappelle plutôt les organes génitaux d'une femme de 40 ans, ayant eu plusieurs enfants, que ceux d'une jeune fille de 18 ans, je l'ai interrogée sur sa manière de vivre, et elle m'a appris que depuis six mois il ne s'est pas passé un seul jour sans qu'elle se soit livrée au coït trois ou quatre fois.

A quoi donc attribuer cet aspect particulier de la vulve chez certaines femmes? Quelles causes invoquer? Pour moi, c'est le résultat du coït avec toutes les circonstances qui l'accompagnent, telles que la disproportion du volume des organes génitaux, l'âge du sujet, les répétitions multiples de l'acte. Mais tout en les attribuant au coït, il faut chercher une prédisposition particulière du sujet, un état spécial des organes, un développement exagéré de ces organes. Il faut tenir compte de toutes ces circonstances, et surtout des affections vulvaires du jeune âge pour avoir l'explication de la présence de ces déformations vulvaires chez certaines femmes et de leur absence chez d'autres... Je conclus donc que la prostitution ne produit pas sur la vulve des déformations particulières. Celles qui existent, tout en pouvant être attribuées au coït, résultent surtout du développement exagéré des organes externes que l'on remarque chez les femmes scrofuleuses, lymphatiques, atteintes de vulvite. Cette conclusion est tellement vraie qu'on ne constatera ces déformations que chez les femmes dont les organes génitaux externes offrent avant la défloration un développement plus exagéré que ne le comporte leur âge. »

*Déformations par la masturbation*. Les déformations vulvaires produites par ces exercices consistent, ainsi que le disent les Drs Tardieu, Moll et Gueneau de Mussy, dans un développement, un allongement du clitoris. Cet allongement est parfois tel que l'organe atteint le double de sa longueur normale. Le Dr Martineau a signalé un clitoris de la longueur du petit doigt. La femme avouait parfaitement que depuis son jeune âge elle se livrait plusieurs fois par jour à la masturbation; il cite encore le cas suivant : « — Une jeune fille de 18 ans, entrée pour une affection syphilitique à Lourcine, présente un clitoris de cinq centimètres et demi, le prépuce est glabre, le gland violacé reste découvert; les petites lèvres sont allongées, noirâtres. Depuis l'âge de 15 ans, la malade avoue que la masturbation a lieu jusqu'à 6 et 8 fois en vingt-quatre heures et par elle-même. Du reste la manuclisation ne lui suffit pas, car depuis l'âge de 14 ans, époque à laquelle elle a été déflorée par un individu âgé de 26 ans, elle est saphisée par son amant presque chaque jour. Enfin pour compléter le tout, la malade avoue plusieurs tentatives de sodomie qui n'ont pas abouti, par suite de la douleur violente produite par le pénis. »

Le Dr Moreau de Tours a rapporté le cas d'une femme qui depuis l'âge de 3 ans se livrait à la masturbation et dont le clitoris avait la grosseur d'un pénis. Parent Duchâtelet rapporte plusieurs observations où le clitoris avait le volume du doigt indicateur et une longueur de 7 à 8 centimètres.

En même temps que le clitoris est plus long, plus volumineux, le gland est plus allongé, plus rouge, plus turgescent ; il est saillant et déborde le capuchon qui ne le recouvre plus qu'en partie. Le capuchon est lâche, glabre et plissé.

Outre ces déformations du clitoris, on observe des déformations vulvaires, alors surtout que la masturbation a débuté dans le jeune âge. Elles consistent surtout dans un aspect particulier des petites lèvres. Elles sont allongées et dépassent les grandes lèvres. Elles sont ridées, rétrécies. A mesure qu'elles deviennent pendantes, la coloration rose disparaît pour faire place à une teinte brune, grise ardoisée, et sont parsemées de taches noires. On observe aussi sur la face interne, vers le bord libre, une série de points jaunes ou blancs semblables, dit Gueneau de Mussy, à des œufs d'insectes.

Ces déformations siègent sur les deux lèvres, mais surtout sur la petite lèvre gauche ; elles sont le résultat du tiraillement qu'exerce l'enfant sur cette partie.

L'hymen subit encore un relâchement considérable à tel point que le coït peut avoir lieu sans qu'il y ait rupture de la membrane.

Comme conséquence de la Masturbation, alors qu'elle est pratiquée par une personne étrangère, on constate souvent, sur le clitoris, sur les petites lèvres, sur le méat urinaire, de petites cicatrices, vestiges d'érosions, d'ulcérations consécutives aux coups d'ongles.

Lorsque la masturbation se produit par le frottement des cuisses, on observe que le capuchon du clitoris est moins développé que dans la Masturbation manuelle relativement au volume acquis du clitoris. Il n'est pas aussi allongé, il ne présente pas de plis et n'est pas ridé. Mais le gland est proéminent et son extrémité renflée plutôt aplatie.

Dans le saphisme ou succion, les signes qui caractérisent les déformations sont l'élongation de tout l'organe clitoridien, l'aspect ridé, flasque du fourreau et du capuchon qui se détache en partie du gland. Celui-ci est volumineux et turgescent. Le capuchon est légèrement remonté en haut, formant ainsi, au-dessus du gland, une espèce de casque. Le gland est en massue, sa coloration est rouge intense, parfois violacée; sa turgescence est presque constante, alors surtout que la pratique saphique est journalière.

Voici une observation du Dr Martineau :

« — Jeune fille de 21 ans, marchande aux halles, elle présente des lignes caractéristiques du saphisme portés à un degré exagéré, par suite de la fréquence et de la durée de l'acte. Cette femme raconte en effet que, depuis plusieurs années, elle est saphisée par son amant presque toutes les nuits et souvent deux ou trois fois par nuit. Le clitoris est remarquable par son volume, qui est celui du petit doigt d'un homme adulte. A peu près normal au niveau de sa partie supérieuure, à la racine, il se renfle subitement vers le tiers inférieur de façon à former une masse dure, arrondie, saillante et relevée à son extrémité libre. On se rend un compte exact de la succion opérée sur cette partie clitoridienne, qui se trouve entraînée en avant et en haut. Le gland est volumineux, du volume d'un gros pois. »

Une autre observation non moins typique:

« — Une femme âgée de 24 ans environ, cuisinière, présente les signes les plus caractérisés du saphisme. Le clitoris est tellement volumineux qu'il ressemble au pénis d'un enfant de 4 ans environ ; sa longueur est de cinq centimètres. Le gland est énorme, aplati en massue, il se détache du capuchon avec la plus grande facilité. Depuis deux ans environ, le saphisme est journalier et parfois même il est pratiqué trois ou quatre fois par nuit. Chez cette femme on trouve également les signes physiques qui caractérisent la Masturbation, alors qu'elle a été pratiquée dès le jeune âge. C'est ainsi que les petites lèvres sont tellement allongées qu'elles sont pendantes entre les cuisses. Elles sont noirâtres, chagrinées, veloutées à leur face interne qui est parsemée d'une grande quantité de follicules hypertrophiés.

3e observation dans le même genre.

« Il s'agit d'une femme de 27 ans, passementière, saphisée par son amant tous les jours depuis deux ans. Chaque séance dure une demi-heure. Le clitoris est très dur, faisant une saillie considérable entre les petites lèvres qu'il déborde. Sa longueur est de 7 centimètres, il a le volume du doigt indicateur d'un adulte. Il regarde directement en avant. Le gland est gros, il est violacé, constamment turgescent. »

# VII

# SODOMIE

Sodomie chez la femme
Le coït anal chez les femmes mariées
Causes diverses. — Observations

## VII

# SODOMIE

---

**Sodomie chez la femme. — Le coït anal chez les femmes mariées. — Causes diverses. — Observations.**

La sodomie chez la femme n'est pas aussi fréquente que chez l'homme, elle n'est pas ici dans tous les cas une affaire de chantage et elle ne constitue pas une prostitution clandestine.

Le coït anal est considéré, ainsi que le coït vaginal et aussi le saphisme, comme un moyen de luxe chez la femme prostituée, comme un moyen d'accroître son salaire en satisfaisant le goût dépravé de l'homme qui craignant la compromission de la pédérastie et du chantage s'adresse à la prostitution féminine. Mais, comme nous l'avons dit, ces cas sont relativement rares, le pédéraste ayant un dégoût de la femme, ne s'adresse à elle qu'en des circonstances exceptionnelles. Et la femme ne se livre jamais à cet acte, très volontiers, elle le subit par nécessité et non par passion comme nous allons le voir.

On constate surtout ce vice chez les femmes mariées, chez les jeunes femmes, chez les jeunes filles même, dont les habitudes sociales, la profession, éloignent toute idée de ce rapport contre nature.

La sodomie s'observe chez la femme mariée, soit qu'elle ignore l'abjection de l'acte que le mari lui demande, soit qu'elle subisse un acte imposé par violence, soit enfin qu'elle s'y soumette volontairement par jalousie, par crainte de voir son mari demander à la prostitution masculine ou féminine, la satisfaction d'un appétit génital qui le domine.

Tardieu dit en effet : « — Chose singulière, c'est dans les rapports conjugaux que se produit la sodomie le plus souvent. Le coït anal remplace le coït vaginal qui parfois *n'a jamais été pratiqué ;* d'autres fois c'est quelques jours après le mariage que les hommes adonnés à ces goûts dépravés, commencent à les imposer à leurs femmes. Celles-ci, dans leur innocence, dans leur ignorance, s'y soumettent d'abord ; mais plus tard averties par la douleur, ou renseignées par une amie ou leur mère, elles se refusent plus ou moins opiniâtrement à des actes qui ne sont plus dès lors tentés ou accomplis que par violence. Quant à la sodomie subie par jalousie, en voici une preuve fournie par le Dr Bernard :

— Il fut appelé à soigner une dame de 28 ans mariée, elle se plaignait de douleurs vagues dans les membres inférieurs, puis tout à coup survint une paralysie de ces membres, la malade avoua que son mari se livrait sur elle à la sodomie ; et chaque fois qu'il se livrait à cet acte, la paralysie survenait. Elle savait bien, disait-elle, que les conséquences pouvaient être terribles, mais elle ne voulait pas refuser à son mari cette satisfaction, par crainte qu'il aille ailleurs satisfaire un besoin obscène.

Il est encore des circonstances toutes spéciales où l'on rencontre la sodomie, c'est-à-dire d'après les mœurs, les habitudes des femmes de certains pays d'Asie, d'Afrique.

Les jeunes filles de ces pays préfèrent se livrer au coït anal plutôt qu'au coït vaginal.

La honte d'un tel acte ne les atteint pas autant qu'elle les atteindrait s'il était reconnu qu'avant le mariage elles ont perdu le caractère de la virginité.

D'autres fois la sodomie s'observe dans les circonstances suivantes : par suite d'une anomalie des organes sexuels, le coït vaginal ne peut avoir lieu, il est remplacé par le coït anal.

On observe aussi ce vice chez les femmes atteintes d'une affection douloureuse de la vulve, du vagin, ou de l'utérus. Alors le coït vaginal étant très douloureux, parfois même impossible, la femme préfère le coït anal, afin de satisfaire aux désirs sexuels de son mari ou de son amant.

La sodomie s'observe à tous les âges de la femme, depuis 8 ans jusqu'à 50 ans et plus.

La sodomie produit des traces bien caractéristiques, indélébiles même au point qu'elles sont toujours reconnaissables malgré leur ancienneté ; ces déformations permettent aux médecins d'affirmer l'existence, l'ancienneté et même la fréquence du coït anal.



FIN

# TABLE ANALYTIQUE

Pages

De la Masturbation Féminine

IMPRIMERIE CH. LÉPICE, MAISONS-LAFFITTE.

Collection à 1 franc le volume

N° 3

# L'ONANISME CHEZ L'HOMME

Historique. — Les causes. — L'onanisme solitaire. — L'onanisme en commun. — Manualisation. — Onanisme bucal. — Caractère des masturbateurs. — Influence de l'onanisme sur les facultés intellectuelles. — Ses effets sur le système nerveux. — Maladies engendrées par l'onanisme. — Amaigrissement, névralgies, palpitations, apoplexie, paralysie, satyriasis, pertes séminales, impuissance, stérilité, perte de la vue et de l'ouïe. — Abrutissement général.

N° 4

# La Masturbation chez la Femme

Le saphisme. — Le clitorisme — La masturbation par des corps étrangers, par frottements. — Les ménages de thribades. — Leur jalousie. — Le dégoût de l'homme, la prostitution et les thribades. — Lettres de thribades. — Les maisons clandestines d'amour Lesbien. — Les thribades intermittentes. — Les désordres de la masturbation. — Fureur utérine. — Leucorrhée. — Métrite, stérilité, affections nerveuses, troubles de l'intelligence. — Déformation des organes féminins. — Sodomie chez la femme. — Le saphisme bestial.

*N° 5*

# LA PÉDÉRASTIE

La prostitution pédéraste, le chantage, exemples. Les mœurs des pédérastes, caractères extérieurs. — Pédérastes actifs et passifs. — Observations médico-légales. — Les signes de la pédérastie. — Déformations de l'anus et de la verge. — Les uranistes dans la société. — Leur caractère morbide. — Perversion et perversité — Le dégoût de la femme. — Les invertis-nés et les invertis occasionnels. — Les causes.

*N° 6*

# L'AMOUR ET L'ACCOUPLEMENT

Les organes génitaux de l'homme et de la femme, leur description et leurs fonctions. — Le sperme. — Les ovaires et l'ovulation. — La puberté et la nubilité. — Le mécanisme du coït. — La volupté. — L'appétit vénérien. — Modes divers d'accouplement. — La recherche de la volupté. — L'orgasne vénérien. L'éjaculation.

*N° 9*

# Impuissance et Stérilité

L'impuissance chez l'homme, par défauts de désirs, par dégoût, par défaut d'érection complète, par défaut de conformation. — Stérilité par défaut d'éjaculation, par absence de sparmatozoïdes. — Impuissance chez la femme par vaginisme, par vice de conformation. — Stérilité occasionnelle et momentanée, absence de règles par maladies.

*N° 10*

# L'HERMAPHRODISME

Définition et variétés. — Historique. — Les neufs sortes d'hermaphrodisme. — Malformation masculine et féminine.— Exemples.— Formation des hermaphrodites. — Les hermaphrodites devant la loi. — Mariage. — Erreur de personne. — L'état-civil des hermaphrodites. — Erreur de déclaration. — Les cas célèbres. — L'appétit sexuel chez les hermaphrodites. — L'infantilisme. — Arrêt de développement. — Le féminisme. — L'homme-femme. — La femme-homme.— Les Gynécomastes ou hommes à mamelle avec sécrétion lactée. — Types de Gynécomastes.— Arrêt du développement des testicules. — Exemples.

*N° 17*

# HYGIÈNE ET RÉGÉNÉRATION

Les forces sexuelles de l'homme, leur conservation par l'hygiène. — La sécurité en amour, moyens d'y pourvoir. — Les forces affaiblies rendues sans dangers. — L'hygiène de la femme amoureuse. — Beauté du corps, conservation des seins, leur blancheur et leur fermeté; tonicité des organes génitaux. — Recettes et procédés.

*N° 18*

# L'AVORTEMENT

Avortement naturel spontané. — Les causes acquises ou héréditaires. — Avortement accidentel. — Causes, émotions morales. — Maladies. — Ebranlements physiques. — Avortement provoqué. — Médecine légale. — Fait matériel. — Intention. — Conséquences. — Preuves. — Le produit de la conception. — Simulation. — Manœuvres abortives. — Coups, chûtes, tamponnements. — Drogues.

JACQUES IVEL

## Fille Naturelle

C'est une histoire invraisemblable et véridique, une histoire d'amour étrange et d'épisodes suggestifs qui a défrayé la chronique il y a quelques années.

**Prix : 3 fr. 50**

---

VICTORIEN DU SAUSSAY

## JEUNE FILLE AVEC TACHE

*Illustré par la photographie d'après nature*

Ce livre est une longue complainte amoureuse, tout un opéra de baisers et de chansons d'alcôve, avec tout le réalisme et toute la croyance.

**Prix : 3 fr. 50**

---

PAUL BURANI

## Les Hétaïres

*Illustré par la photographie d'après nature*

C'est l'odyssée des amours grisantes et violentes des filles de Grèce. C'est un livre qui veut être lu sans interruption.

**Prix : 3 fr. 50**

**Offenstadt et Cie, 39, rue de Trévise, Paris**

STRADELLA

## LE MUSEE SECRET

*Orné de 59 planches hors texte*
*par la photographie d'après nature*

Livre d'un intérêt tout particulier où, à côté des tableaux gracieux ou sensuels des amours mythologiques, figurent des études sur les mœurs de Cythère et Lesbos.

**Prix : 3 fr. 50**

---

VICTORIEN DU SAUSSAY

## LA SUPRÊME ETREINTE

*Orné de 95 illustrations photographiques*
*d'après nature*

C'est la revue des pires caprices féminins et la description de tout ce que peut commettre une imagination torturée par le besoin d'aimer.

**Prix : 3 fr. 50**

---

DANIEL BOYER

## La Soif d'Aimer

C'est une tragique et troublante histoire d'amour qui révolutionna le monde de la Riviera. Les noms sont maquillés, mais non pas les scènes de volupté.

**Prix : 3 fr. 50**

**Offenstadt et Cie, 39, rue de Trévise, Paris**

ANTONIN RESCHAL

# DÉSIRS PERVERS

**Roman passionnel**

*20 illustrations suggestives*

Etude de mœurs parisiennes aux dessous étranges se passant dans des milieux de vice.

**Prix : 3 fr. 50**

---

APULÉE

# L'Amante du Faune

**Ouvrage d'un grand luxe**

*Orné de 24 planches hors texte tirée en couleurs sur carte genre Hollande*

C'est l'histoire de Psychée la belle amoureuse, l'ardente, la sensuelle fiancée d'amour.

**Prix : 3 fr. 50**

---

GEORGES DELYS

# EN VOLUPTÉ

**Roman passionnel**

*Orné de 24 illustrations en taille douce*

C'est une merveille d'édition et un bijou de littérature. La passion et l'ardeur amoureuse y sont glorifiées.

**Prix : 3 fr. 50**

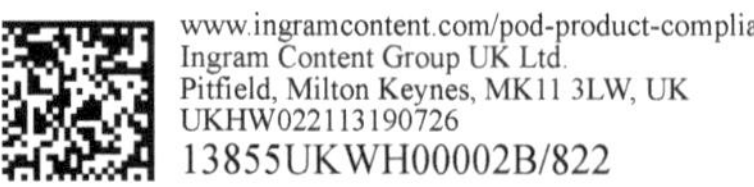

www.ingramcontent.com/pod-product-compliance
Ingram Content Group UK Ltd.
Pitfield, Milton Keynes, MK11 3LW, UK
UKHW022113190726
13855UKWH00002B/822